Nabila Kalla
Ouanassa Hamouda

Infeção por COVID-19 nos profissionais de saúde

Nabila Kalla
Ouanassa Hamouda

Infeção por COVID-19 nos profissionais de saúde

ScienciaScripts

Cover image: www.ingimage.com

This book is a translation from the original published under ISBN 978-3-639-62408-3.

Publisher:
Sciencia Scripts
is a trademark of
Dodo Books Indian Ocean Ltd. and OmniScriptum S.R.L publishing group

120 High Road, East Finchley, London, N2 9ED, United Kingdom
Str. Armeneasca 28/1, office 1, Chisinau MD-2012, Republic of Moldova, Europe
Managing Directors: Ieva Konstantinova, Victoria Ursu
info@omniscriptum.com

Printed at: see last page
ISBN: 978-620-8-39953-5

Infeção por COVID-19 nos profissionais de saúde

Índice :

1. Introdução:

Em dezembro de 2019, foi descoberto um surto de pneumonia por dispneia de causa indeterminada em Wuhan, na China. Este facto permitiu aos investigadores chineses identificar rapidamente a causa da doença em janeiro de 2020. Em fevereiro de 2020, a Organização Mundial de Saúde (OMS) designou a doença associada a este vírus como covid-19. Inicialmente, o vírus foi designado nCoV-2019, tendo sido depois renomeado SARS-CoV-2 por um grupo de peritos em classificação de vírus.

A infeção por Covid-19 é uma patologia viral que pode apresentar-se como uma simples síndrome gripal, pneumonia em alguns casos ou síndrome de dificuldade respiratória aguda, que é a forma mais grave da doença.

A Covid-19 começou no final de 2019 na China. Esta infeção teve um grande impacto no mundo e na saúde, provocando milhões de mortes. Tratou-se de uma crise sanitária mundial, o que levou as autoridades a dar prioridade à procura de uma solução real para travar o seu aparecimento.

Na Argélia, o primeiro caso foi notificado em 25 de fevereiro de 2020. Tratava-se de um italiano que vivia num acampamento em Hassi Messaoud, na cidade de Ouargla. Em março, várias pessoas foram infectadas com o vírus na cidade de Blida.

Os investigadores têm feito esforços para desenvolver tratamentos e vacinas destinados principalmente a combater a covid-19. A vacinação da população argelina começou em janeiro de 2021. Os cuidadores tiveram prioridade na vacinação.

Durante esta pandemia de covid-19, os profissionais de saúde representam a população mais exposta ao risco de contaminação pelo SARS-COV 2 . Os profissionais de saúde continuam a estar na linha da frente na luta contra a pandemia de covid-19. A infeção por Covid-19 nos profissionais de saúde constitui um problema real nas unidades de saúde, com o absentismo do pessoal infetado a ter impacto na melhoria dos cuidados prestados aos doentes. Por conseguinte, é essencial identificar os vários factores de risco potenciais de contaminação, a fim de combater a covid nosocomial e tentar desenvolver estratégias de prevenção adequadas.

O objetivo deste estudo foi determinar a prevalência e os principais factores de risco de infeção por covid-19 entre os profissionais de saúde que trabalham em unidades hospitalares dedicadas ao tratamento de doentes infectados com SARS - CoV 2.

O objetivo deste trabalho é também descrever :

- As particularidades da infeção por covid-19 nos profissionais de saúde que cuidam de doentes com covid-19.
- Aceitação da vacina contra a SRA COV-2 entre os profissionais de saúde.
- A taxa de cobertura vacinal dos profissionais de saúde que trabalham em unidades de cuidados de saúde para doentes com covid-19.

2. Virologia :

O SARS-CoV-2 é um vírus de ARN de cadeia simples. O SARS-CoV-2 é um vírus de envelope grosseiramente esférico, com um tamanho que varia entre 80 e 200 nm de diâmetro. O envelope deste vírus é composto pela proteína de superfície S, que está disposta numa coroa, daí o nome "corona". Trata-se de um dos maiores genomas de vírus ARN que infectam os seres humanos.

3. Contaminação :

O SARS-CoV-2 propaga-se principalmente através de gotículas respiratórias. Estas gotículas contendo partículas do vírus podem infetar uma pessoa vulnerável, quer por contaminação direta de uma membrana mucosa, quer por contacto com uma superfície contaminada por secreções nasais, orais ou oculares (contaminação indireta). Podem ser expelidos a vários metros, mas não permanecem muito tempo na atmosfera. Por outro lado, o vírus pode manter-se vivo durante vários dias em superfícies não vivas.

Corre-se o risco de desenvolver a doença ao manusear superfícies infectadas com o vírus antes de tocar em zonas do rosto como os olhos, o nariz ou a boca. Nas condições corretas, o vírus pode permanecer no ar até três horas, no cartão até 24 horas e até dois ou três dias no plástico e no aço inoxidável.

No que diz respeito à transmissão materno-fetal, foram observados níveis mais elevados de anticorpos e níveis anormais de citocinas num recém-nascido cuja mãe tinha tido covid-19. Testes realizados 2 horas após o nascimento mostraram que o bebé tinha recebido o vírus durante a gravidez, mas não através da placenta.

Um estudo recente encontrou vestígios do vírus no leite materno de mães que amamentam. Dado que a amostra era limitada, seria vantajoso efetuar estudos com uma amostra maior, a fim de identificar mais rapidamente este modo de transmissão.

4. Clínica :

4.1 . Sinais clínicos :

O SARS-CoV entra nas células do corpo através da enzima de conversão da angiotensina. Após um período de incubação de cerca de cinco dias, surgem os sintomas, que variam em gravidade e expressão de um indivíduo para outro, indo de ligeiros a graves.

O risco de desenvolver complicações graves ou morrer em consequência da covid-19 aumenta com a idade, o consumo de tabaco e em indivíduos que sofrem de doenças graves, como cancro, doenças cardíacas, pulmonares, renais ou hepáticas, diabetes, imunidade reduzida, anemia falciforme ou obesidade.

A maioria dos casos de Covid-19 resulta em doença pulmonar, acompanhada por uma variedade de sintomas:

- Febre
- Rinorreia
- Faringite
- Dispneia
- Tosse
- Dor no peito

Foram também registados alguns sintomas frequentemente associados à febre, como dores de cabeça, dores musculares, arrepios e suores.

Alguns indivíduos infectados com a covid-19 relatam problemas digestivos como náuseas, vómitos, diarreia e dores de estômago. Nalguns indivíduos, os sintomas de diarreia e náuseas aparecem antes do início da febre e dos sinais respiratórios.

A presença frequente de problemas com o olfato (anosmia) ou uma diminuição do olfato (hiposmia), bem como a perda do paladar (agueusia) ou uma diminuição do paladar (hipogusia), tem atraído a atenção dos médicos. Estes interrogam-se sobre a utilidade destes sinais para a realização de diagnósticos comuns.

Com a covid-19, os problemas dermatológicos são inflamatórios, como eritema, vesículas e urticária, mas também vasculares, com manchas arroxeadas, livedo, púrpura, frieiras e angiomas. Podem dever-se a uma resposta inflamatória excessiva.

A dificuldade respiratória pode ocorrer entre o quinto e o oitavo dia. Esta situação leva frequentemente ao internamento hospitalar (em média após 7 dias), mas por vezes não é acompanhada de uma diminuição do oxigénio ou de uma respiração rápida.

A gravidade da doença manifesta-se por dificuldades respiratórias, baixa oxigenação e lesões consideráveis detectadas durante os exames de imagiologia pulmonar. Isto pode levar a dificuldades respiratórias que requerem assistência mecânica para respirar, choque, complicações em vários órgãos e pode mesmo levar à morte.

A principal complicação é a síndrome de dificuldade respiratória aguda, que ocorre em 20% dos doentes com dificuldades respiratórias, em média 8 dias após o início dos sintomas. Esta síndrome depende de vários factores, o que a torna diversa e difícil de prever.

O prognóstico é fortemente influenciado pela idade, pela presença de outras doenças e pelo estado geral de saúde na altura da infeção. A síndroma de dificuldade respiratória aguda (SDRA) nos doentes pode levar a uma deterioração rápida e a um risco de mortalidade devido a falência de vários órgãos.

Os agravamentos precoces são atribuídos a um aumento da replicação viral, ao passo que as complicações mais tardias são causadas por reacções inflamatórias, como uma resposta imunitária excessiva, que coincidem com a produção de anticorpos.

Verificou-se que, na covid-19 grave, o perfil de citocinas se assemelha ao da síndrome de linfohistiocitose hemofagocítica secundária, que se manifesta por um aumento de certas substâncias no organismo, como a IL-2, a IL-7, um fator que ajuda à formação de granulócitos, e outras proteínas ligadas à resposta imunitária e à inflamação.

Além disso, os níveis elevados de ferritina e IL-6 podem indicar um risco acrescido de mortalidade, presumivelmente devido à inflamação excessiva induzida pelo vírus. Com base nisto, o tocilizumab, que inibe os receptores de IL-6, é administrado a doentes com pneumonia por covid-19 e níveis elevados de IL-6 no sangue, a fim de reduzir a inflamação pulmonar.

Embora a infeção pelo coronavírus atinja principalmente os pulmões, a presença de receptores ACE2 em vários órgãos pode causar perturbações no coração, no sistema digestivo, nos rins, no fígado, nos nervos e nos olhos, exigindo uma atenção especial.

O coração e os vasos sanguíneos são frequentemente afectados, o que pode levar a problemas como lesões cardíacas, inflamação do músculo cardíaco, ataque cardíaco, insuficiência cardíaca, perturbações do ritmo cardíaco e coágulos sanguíneos nas veias. Um teste de troponina cardíaca altamente sensível é um elemento-chave na orientação do diagnóstico.

A doença tromboembólica é uma complicação bastante frequente, o que explica a necessidade de aconselhamento específico para a sua prevenção com medicamentos anticoagulantes. Foram registados coágulos nas veias profundas, incluindo as dos cateteres, e sobretudo nos pulmões. Nos cuidados intensivos, registaram-se mais embolias pulmonares em doentes com SDRA devido à Covid-19 do que em doentes com SDRA de outras causas.

Níveis mais elevados de dímero D têm sido associados à gravidade da covid-19. As pessoas com covid-19 grave têm níveis de dímero D muito mais elevados do que as pessoas sem a doença. Níveis elevados de D-dímero podem indicar um risco de problemas de coagulação nestes doentes, que podem necessitar de tratamento para evitar a formação de coágulos.

Foram notificados problemas nervosos, tais como infecções mielíticas, síndrome de Guillain-Barré, infecções cerebrais agudas e perturbações cerebrais.

Uma doença inflamatória que afecta vários sistemas do corpo tem sido assinalada como uma complicação rara da infeção por SARS-CoV-2, com caraterísticas semelhantes à doença de Kawasaki ou à síndrome do choque tóxico. As crianças com MIS-C têm frequentemente febre, um ritmo cardíaco acelerado, sinais de inflamação em todo o corpo e problemas em vários órgãos.

A síndrome pode afetar o coração, o estômago e os rins 2 a 6 meses após uma infeção, geralmente ligeira ou sem sintomas, causada pelo SARS-CoV-2.

Na maioria dos doentes, os sintomas desaparecem geralmente no espaço de uma semana. No entanto, alguns indivíduos podem registar uma deterioração do seu estado após uma semana, o que pode levar a doenças graves, como a síndrome de dificuldade respiratória aguda. Mesmo os doentes com doença moderada podem ter sintomas persistentes, como dificuldade em respirar, tosse e sensação de mal-estar. Estes sintomas podem durar semanas ou mesmo meses. A doença prolongada parece ser mais comum quando a doença é grave.

Os testes PCR, concebidos para detetar o vírus nos doentes, podem continuar a dar resultados positivos durante pelo menos 3 meses, mesmo que estes não apresentem sinais de doença. No entanto, mesmo os doentes com sintomas prolongados não são normalmente considerados contagiosos, uma vez que o vírus quase nunca é encontrado nas vias respiratórias dos doentes após 10 dias de doença.

A Covid-19 também pode causar problemas de saúde que se prolongam por muito tempo, mesmo depois da doença. Os sintomas podem manter-se durante meses. Esta situação tem sido designada por vários nomes, como "long covid" ou síndrome pós-covid-19, e pensa-se que afecta entre 25% e 50% dos doentes em alguns estudos realizados nos Estados Unidos.

São frequentemente registados problemas cognitivos, fraqueza, fadiga, mialgias, dor e dispneia. Os riscos de problemas a longo prazo podem incluir uma forma mais grave da doença, ser mais velho, ser mulher e já ter problemas pulmonares.

Os factores que aumentam o risco de complicações duradouras incluem a idade avançada, o sexo feminino, um historial de problemas pulmonares e uma forma mais grave da doença.

De acordo com a OMS, a covid-19 é classificada em três níveis de gravidade.

4.2. Formulários clínicos:

4.2.1 Uma forma grave de COVID-19 :

é quando uma pessoa tem critérios como dificuldade respiratória grave, infeção grave, choque causado por infeção ou outros problemas de saúde que geralmente requerem cuidados intensivos, como a necessidade de uma máquina para a ajudar a respirar ou de medicação para manter o coração a funcionar.

4.2.2 Uma forma grave de COVID-19:

Definido por uma das seguintes categorias:

Oxigénio no ar inferior a 90%.

- sinais de pneumonia -> sintomas de pneumonia
- Sinais de dificuldade respiratória grave: nos adultos, isto inclui o uso de músculos extra para respirar, a incapacidade de falar uma frase completa e respirar mais de 30 vezes por minuto. Nas crianças, os sinais incluem um forte puxão sob as costelas, gemidos ao expirar, descoloração azulada do rosto ou outros sinais preocupantes, como incapacidade de sugar ou beber, sonolência, convulsões ou redução da consciência.

4.2.3 Forma benigna da COVID-19:

Não há sinais de doença grave.

4.3. Superinfeção e co-infecções bacterianas

A gripe e outras infecções virais respiratórias aumentam o risco de os doentes sofrerem de co-infecções ou superinfecções bacterianas do trato respiratório, o que pode agravar o seu estado de saúde.

Alguns doentes podem morrer devido a uma co-infeção bacteriana e não devido ao vírus propriamente dito.

Não existe uma definição uniforme que diferencie com precisão as co-infecções das superinfecções bacterianas, e estes termos são frequentemente utilizados de forma indistinta na literatura.

No entanto, parece essencial distinguir entre infecções adquiridas na comunidade e infecções nosocomiais, uma vez que os agentes patogénicos susceptíveis de estarem envolvidos variam, o que também influencia o tratamento empírico e as possíveis medidas preventivas.

Apesar da falta de informação, os casos de infecções bacterianas relacionadas com a covid-19 estão pouco documentados, sobretudo em doentes internados em unidades de cuidados intensivos.

As formas como os vírus contribuem para estas infecções adicionais são diversas e complicadas. Temos uma boa compreensão da forma como os vírus afectam o trato respiratório e como perturbam as defesas naturais e adquiridas do organismo. Isto permite que as bactérias cresçam, se instalem e penetrem em partes do trato respiratório que normalmente estão limpas.

A maioria dos doentes internados no hospital com COVID-19 não necessita normalmente de tratamento ou de testes para infecções bacterianas na admissão. No entanto, é importante que os médicos monitorizem as infecções bacterianas que podem ocorrer no hospital.

O diagnóstico da pneumonia continua a ser difícil porque não existem ferramentas simples e seguras que possam identificar com exatidão os germes responsáveis. Embora as hemoculturas sejam muito precisas, a expetoração é a amostra não esterilizada mais utilizada. No entanto, o principal problema reside no facto de ser difícil recolher uma expetoração de boa qualidade, especialmente nos idosos.

As zaragatoas do nariz e da garganta para o teste PCR do Mycoplasma e da Chlamydia podem revelar um transporte em vez de uma infeção verdadeira. Além disso, a lavagem broncoalveolar (BAL) é frequentemente considerada como o melhor teste para diagnosticar a pneumonia.

No entanto, é invasivo e difícil de realizar, pelo que geralmente só é utilizado em doentes com pneumonia grave ou com um sistema imunitário enfraquecido. Além disso, durante a covid-19, o BAL foi raramente utilizado. Isto deve-se ao risco que representa para o pessoal de enfermagem, ao aumento da sua carga de trabalho e ao perigo de a técnica poder piorar a respiração do doente durante o procedimento.

Os microrganismos mais comuns incluem o Staphylococcus aureus, o Streptococcus pneumoniae e o Haemophilus influenzae, bem como outras variedades de bactérias. Embora inicialmente pouco frequentes, as infecções bacterianas ocorrem frequentemente em doentes hospitalizados durante um longo período de tempo, sobretudo devido a Pseudomonas aeruginosa, Klebsiella spp e S. aureus, que são germes comuns.

Estudos demonstraram que níveis elevados de proteína C-reactiva (PCR) e procalcitonina (PCT) estão associados a casos graves de covid-19 e a um pior prognóstico.

No entanto, ainda não está claro se os níveis elevados desses marcadores no sangue de pacientes gravemente doentes com covid-19 indicam a presença de infecções bacterianas adicionais ou novas.

Parece que os níveis elevados de PCR são frequentemente atribuídos à resposta inflamatória induzida pelo SARS-CoV-2. A PCT pode ser mais relevante para os doentes com uma forma menos grave da doença.

Os indivíduos que sofrem de covid-19 têm frequentemente níveis aumentados de PCT, mesmo na ausência de infeção bacteriana. É necessária mais investigação para avaliar a eficácia deste indicador no contexto de co-infecções e superinfecções antes de se poderem tirar conclusões significativas.

A Covid-19 está muitas vezes associada a problemas pulmonares visíveis nas radiografias, como áreas de espessamento ou manchas borradas. Estes problemas são frequentemente encontrados em ambos os pulmões e em vários locais.

Se uma radiografia dos pulmões mostrar sinais que não são normais para a covid-19, como uma infeção num único lóbulo dos pulmões, é preferível pensar numa infeção bacteriana adicional e iniciar o tratamento com antibióticos.

4.4. Sinais biológicos :

O aparecimento dos sintomas é acompanhado por alterações nas análises sanguíneas. Os testes recomendados nos serviços de urgência são :

- Hemograma: revela frequentemente linfopenia, por vezes hiperleucocitose em casos de superinfeção. Por vezes, verifica-se uma diminuição dos níveis de hemoglobina e de plaquetas.
- Exame inflamatório :
    - PCR, VS, Ferritinemia
    - IL-6, IL-10, IL-2, IL-7, IL-10.
    - Fator de necrose tumoral-α (TNF-α).
    - Proteína inflamatória de macrófagos 1-α (MIP -1α)
    - TNF-α.
- Função renal
- Controlo do fígado
- D-dímero, troponina
- CPK
- Ionograma sanguíneo
- LDH
- Hemoculturas em caso de superinfeção

5. Diagnóstico positivo :

5.1. Diagnóstico biológico

5.1.1 Débito direto :

As zaragatoas orofaríngeas respiratórias são o principal método utilizado para diagnosticar a covid-19. Em primeiro lugar, é crucial seguir protocolos para evitar a contaminação quando se recolhem amostras de um indivíduo. As zaragatoas de madeira não são adequadas para testes de diagnóstico utilizando técnicas de biologia molecular.

De um modo geral, a técnica de amostragem não é isenta de riscos.

No entanto, é essencial ter um bom conhecimento das referências do corpo:

A profundidade de colheita da amostra nasal deve ser adaptada à complexidade anatómica do nariz, bem como às variações causadas por anomalias congénitas ou doenças dos seios nasais.

A cavidade nasal é uma pequena passagem que liga a parte anterior do nariz à nasofaringe, na parte posterior. As narinas esquerda e direita são divididas por uma membrana chamada septo, que é frequentemente desviada. É muito raro que as duas narinas sejam perfeitamente idênticas.

As dificuldades encontradas ao atravessar a cavidade nasal devem-se principalmente a variações na sua estrutura, embora as doenças também possam ser a causa, embora isso ocorra com menos frequência. Estes problemas ocorrem frequentemente devido a hipertrofia do corneto nasal inferior, desvio do septo, pólipos, cirurgia nasal ou sinusal. Uma cirurgia sinusal de grande envergadura, como a etmoidectomia, pode tornar o teto da cavidade nasal mais frágil, uma vez que deixa de estar protegido pelas várias partes que o constituem. Por conseguinte, é importante ter cuidado ao colher amostras e manter-se ao nível do pavimento da cavidade nasal, sem subir.

Em primeiro lugar, é importante tranquilizar o doente. Antes da recolha da amostra, é necessário explicar ao doente o que vai ser feito. O procedimento é o seguinte:

- O doente deve estar calmo e sentado confortavelmente durante a colheita da amostra.
- Peça-lhe para assoar o nariz primeiro e depois incline ligeiramente a cabeça para trás.
- Pode apoiar a cabeça dele com uma mão ou encostá-la à parede para reduzir o movimento durante a recolha.
- Manter-se próximo do doente para evitar ser contaminado ao tossir ou espirrar.
- Comece por introduzir a zaragatoa horizontalmente numa narina,
- A zaragatoa move-se suave e uniformemente ao longo do pavimento para alcançar a parte posterior do corno inferior e a parede posterior da nasofaringe.
- Mantenha-a no lugar durante 5 a 10 segundos e rode-a.
- É importante esfregar suavemente sem exercer demasiada pressão sobre a mucosa.
- As células são apanhadas na extremidade do cotonete e retiradas com cuidado.
- Se encontrar resistência, nunca tente forçar a entrada no nariz, pois isso pode causar ferimentos e hemorragias.

5.1.2 Métodos de diagnóstico :

RT-PCR em tempo real :

Este teste é efectuado em ARN viral colhido de amostras do nariz ou da garganta, saliva ou, por vezes, sangue. É geralmente efectuado em doentes que podem estar infectados com o SARS-CoV-2.

O principal teste para detetar a infeção por SARS-CoV-2 continua a ser a RT-PCR.

PCR em tempo real (RT-PCR) é um método para medir os níveis de ADN ou ARN numa amostra enquanto a reação está a decorrer.

Foram sugeridos vários métodos para encontrar o ARN do vírus utilizando uma técnica.

A RT-PCR em tempo real é um método utilizado para detetar e medir o ADN ou o ARN em amostras, obtendo resultados rapidamente e em tempo real. O método RT-PCR em tempo real é altamente preciso e fornece um diagnóstico fiável em três horas. No entanto, os laboratórios demoram geralmente entre seis e oito horas a fornecer os resultados. É muito mais rápido do que outras formas de isolar o vírus e tem menos risco de contaminação ou erro, uma vez que todos os passos podem ser realizados num tubo fechado. Os testes utilizados para detetar os ácidos nucleicos do coronavírus SARS-CoV-2 baseiam-se num método denominado RT-PCR em tempo real. Esta abordagem utiliza uma sonda luminosa e segmentos específicos de ADN para identificar duas ou três áreas particulares dentro do gene do novo coronavírus. Estes protocolos diferem em termos dos genes do vírus que são identificados.

- RdRP
- ORF1ab
- Gene E
- Gene N

É possível detetar cada gene isoladamente ou todos os genes em simultâneo.

De acordo com a OMS, um bom diagnóstico deve ser feito usando testes que detectem. "Dois alvos independentes do genoma do SARS-CoV-2".

O ARN viral pode ainda ser encontrado na oro-rinofaringe e nas fezes depois de os sintomas terem desaparecido e de a Covid-19 ter sido tratada. Em alguns doentes, o teste RT-PCR foi positivo até seis semanas após o início dos sintomas, muito depois de o organismo ter produzido anticorpos.

Num estudo americano realizado. Em pessoas que ainda estavam sintomáticas até 20 dias após o início dos sintomas, o vírus SARS-CoV-2 não foi encontrado nas amostras.

Assim, um teste positivo confirma o diagnóstico, mas um teste negativo não o faz.

O ARN viral pode ser detectado mais de 30 dias depois sem que o vírus seja contagioso.

Testes rápidos de deteção de antigénios (RAT)

O princípio baseia-se geralmente num método denominado imunocromatografia. Os resultados podem ser lidos manual ou automaticamente. A sua principal vantagem é o facto de os resultados chegarem rapidamente, em cerca de 10 a 15 minutos, o que é muito mais rápido do que as soluções de PCR mais rápidas. No entanto, quando a sensibilidade é inferior a 70%, alguns testes de deteção de antigénios não são tão eficazes como o teste PCR.

Estes testes podem também dar falsos positivos ao identificar os antigénios de outros coronavírus que não o SARS-CoV-2.

Um teste negativo não exclui a infeção por covid-19, caso em que deve ser efectuado um teste RT-PCR, uma vez que o nível de sensibilidade é bastante baixo.

Estes testes são utilizados para identificar os indivíduos susceptíveis de transmitir o vírus e permitem identificar rapidamente os grupos de casos.

Testes serológicos

Os testes serológicos são métodos complementares à PCR, que podem ser utilizados para detetar anticorpos IgM e IgG específicos contra o vírus através de testes rápidos baseados em ensaios de imunoabsorção enzimática convencionais ou em ensaios de imunoabsorção cromatográfica. A deteção destes anticorpos indica, portanto, a exposição ao Sars-CoV-2.

A partir do sétimo dia, começam a formar-se anticorpos IgM, enquanto os anticorpos IgG começam a aparecer a partir do décimo dia.

Um dos problemas das análises ao sangue é o facto de não serem muito precisas no início, quando o organismo ainda não criou os anticorpos visados.

Atualmente, existem muitos testes disponíveis, com especificidades e sensibilidades variáveis, mas globalmente elevadas. A variabilidade dos resultados depende da janela imunitária. Por isso, o ideal é que a serologia seja efectuada na altura certa, evitando o período de janela. Assim, as análises ao sangue para deteção de IgM e IgG devem ser efectuadas numa amostra colhida mais de 14 dias após o início dos sintomas.

A presença de anticorpos séricos da classe IgG anti-SARS-CoV-2 é uma indicação de contacto prévio com este vírus; inversamente, a ausência de tais anticorpos não exclui esta possibilidade.

A ausência de uma resposta do sistema imunitário para além de 30 dias em algumas pessoas que foram infectadas inofensivamente com o SARS-CoV-2 merece a nossa atenção. E estes doentes precisam de ser investigados quanto a um défice de imunidade celular.

Em 2020, a HAS forneceu mais pormenores sobre a utilização de testes de rastreio automáticos:

- Diagnóstico inicial de pacientes gravemente doentes no hospital, se os seus sintomas ou resultados de exames sugerirem um problema e o teste RT-PCR for negativo.
- Estudos sero-epidemiológicos no âmbito da vigilância das doenças.

- Diagnóstico inicial de doentes com sintomas mas sem sinais graves, que são seguidos na comunidade se os seus sintomas sugerirem um problema e o seu teste RT-PCR for negativo.
- Teste de seguimento para doentes muito doentes hospitalizados que não tenham podido efetuar um teste RT-PCR no prazo de sete dias.
- Testes de diagnóstico à distância para doentes com sintomas mas sem sinais clínicos graves que não tenham sido submetidos a testes RT-PCR desde o início da fase 2 (a partir da semana 10 de 2020).
- Um teste de seguimento para os doentes que têm sintomas e podem estar doentes, mas que não apresentam sinais graves. Estes doentes não puderam ser submetidos a um teste RT-PCR nos sete dias anteriores.
- Deteção de anticorpos em pessoas de comunidades não doentes durante os testes de rastreio, com identificação de contactos próximos por RT-PCR, de acordo com as regras em vigor após um teste RT-PCR negativo, apenas para cada pessoa com receita médica.
- Deteção de anticorpos em prestadores de cuidados que não apresentem sintomas, durante o rastreio e a deteção de pessoas que tenham estado em contacto, através de um teste RT-PCR, de acordo com as recomendações actuais. Isto é feito após um teste RT-PCR negativo, apenas para cada pessoa com prescrição médica.

Estão disponíveis vários testes serológicos. Estas análises ao sangue são uma boa forma de saber quantas pessoas foram infectadas com o SARS-CoV-2 e se a população tem ou não uma boa proteção colectiva.

5.2. Imagiologia médica :

Durante a pandemia de Covid-19, a tomografia torácica é um instrumento de diagnóstico da doença.

A tomografia computorizada tornou-se uma ferramenta importante para diagnosticar e avaliar a pneumonia causada pelo SARS-COV-2. É essencial que os radiologistas saibam como a utilizar corretamente para ajudar a tratar esta doença.

A TAC torácica não deve ser considerada como um teste de rastreio em vez de outros testes laboratoriais microbiológicos.

A PCR continua a ser o teste chave paraconfirmar a infeção pelo SRA-CoV-2.

No entanto, em doentes com sinais de doença grave ou com co-morbilidades, é aconselhável hospitalizar o doente e realizar uma TAC torácica sem injecções, ao mesmo tempo que se recolhem amostras para verificar a presença de SARS-CoV-2.

A imagiologia não é indicada:

- Em doentes com COVID-19 mas que não apresentam sintomas graves.
- As pessoas com outros problemas de saúde que não necessitem formalmente de hospitalização não devem beneficiar de uma TAC torácica.
- Os doentes hospitalizados sem sinais de agravamento da respiração não devem ter acesso a novas imagens dos pulmões.

A TC torácica é considerada o teste de imagem aprovado para a suspeita de pneumonia por SARS-CoV-2.

Recomenda-se a realização de uma TAC torácica em casos de sintomas graves e em doentes com co-morbilidades.

É possível obter um resultado negativo nos primeiros três dias após o início dos sintomas.

5.2.1 Radiografia do tórax:

A radiografia do tórax não é considerada um bom meio de controlo da pneumonia por Covid-19. É inútil para detetar opacidades em vidro fosco. Por conseguinte, não é muito sensível nem específica.

No entanto, mantém os seus outros benefícios clínicos, incluindo o possível pneumotórax e o edema pulmonar agudo.

Uma radiografia normal não exclui o diagnóstico de pneumonia por Covid-19.

5.2.2 TC do tórax :

As imagens normalmente descritas são :

- Opacidades em vidro fosco em áreas periféricas sob a pleura,
- que não são organizados de forma sistemática,
- assimétricas e de tamanho diferente,
- limitados a gamas mais pequenas ou maiores.
- Geralmente, não são encontradas adenopatias, derrame pleural ou imagens parenquimatosas nodulares.

Outros sinais observados incluem:

- linhas finas,
- espessamento à volta dos brônquios e dos vasos,
- dilatação dos vasos na proximidade ou no interior das lesões,
- ou sinais de deformação dos tecidos.

A forma como a covid-19 se manifesta é bastante semelhante à de outras infecções virais dos pulmões. No entanto, são mais frequentemente observadas caraterísticas específicas, tais como :

- lesões nos bordos dos pulmões,
- linhas finas visíveis e espessamento à volta dos brônquios e vasos nos casos de pneumonia associada à covid-19.

Alguns doentes que estão infectados mas não apresentam sintomas podem ter resultados anormais na ecografia. No entanto, as anomalias observadas na ecografia são geralmente menos graves.

O principal sinal de gravidade na TAC torácica é a extensão dos problemas tecidulares observados no primeiro exame. Muitos estudos mostram uma relação entre a extensão radiológica das lesões e a gravidade dos sintomas.

A Society of Thoracic Imaging recomenda a classificação do envolvimento parenquimatoso de acordo com uma classificação visual de 5 fases baseada na percentagem de envolvimento parenquimatoso:

- Ausente ou mínima: (< 10%).
- Moderado: (10-25%).
- Intervalo: (25-50%).
- Grave: (50-75%).
- Crítico: (> 75%).

Existem 4 fases na evolução das lesões do parênquima pulmonar na TC torácica:

1. Até aos primeiros 4 dias :
   - Fase inicial: opacidades em vidro fosco
2. De 5 a 8 dias :
   - Fase intermédia :
     - aparecimento de opacidades lineares,
     - organização da condensação,
     - extensão das áreas de vidro fosco,
     - confluência
3. De 8 a 13 dias :
   - Fase tardia :
     - Redução das superfícies de vidro despolido a favor da condensação

- Redução das opacidades lineares

4. Fase tardia (mais de 14 dias) :
    - regressão progressiva das anomalias.

6. Estratégias de tratamento da Covid-19 :

Existem várias abordagens para combater os vírus:

- É possível impedir a entrada do vírus na célula, desde que se conheça o "recetor" da membrana plasmática a que se liga, o que nem sempre é o caso. Em certas situações, este método pode revelar-se impraticável, porque o recetor em questão é essencial para outras funções celulares cruciais.
- É possível tentar impedir a síntese do ARN viral.
- Outra abordagem consiste em inibir a protease viral para impedir a degradação da poliproteína viral produzida pela célula infetada. Isto impedirá a montagem das partículas virais no interior da célula, terminando assim a infeção. Este método tem sido utilizado com sucesso para tratar várias infecções virais, incluindo a SIDA e a hepatite C, embora não elimine completamente o vírus do organismo hospedeiro.

6.1.1 Inibição da protease do SARS-CoV-2 :

As proteases virais desempenham um papel crucial na produção do vírus numa célula infetada, uma vez que facilitam um passo de maturação ao clivar grandes proteínas virais em locais específicos.

São específicos de um determinado vírus e actuam sobre as proteínas virais, bem como sobre certas proteínas da célula hospedeira, para promover a replicação viral. É por isso que são de grande interesse para travar a propagação de doenças virais. Para compreender o funcionamento das proteases virais, é importante conhecer a sua sequência de aminoácidos e a sua forma tridimensional. Isto ajuda a identificar exatamente onde a enzima actua, que é onde os medicamentos podem ser direcionados para a bloquear.

Os coronavírus têm dois tipos de enzimas chamadas proteases. A estrutura cristalina da principal protease do SARS-CoV-2, denominada 3CL pro, foi recentemente publicada. A sua sequência proteica é 96% semelhante à das proteases 3CL pro de outros coronavírus, que foram extensivamente estudadas. Esta protease corta a proteína viral em 11 sítios perto dos motivos Leu-Gln-(Ser/Ala/Gly). A segunda protease do SARS-CoV-2, chamada PL pro, é diferente da 3CL pro. Tem uma atividade especial que remove moléculas chamadas ubiquitinas.

Isto poderia ajudá-la a influenciar a forma como o sistema imunitário do organismo reage às infecções. A estrutura cristalina desta protease ainda não foi definida.

Os dados de cristalização também desempenharam um papel crucial na conceção de inibidores da protease (IPs) eficazes para o VIH. Atualmente, dez destes medicamentos foram aprovados pela Food and Drug Administration dos EUA, incluindo a combinação lopinavir-ritonavir, que foi avaliada em doentes com COVID-19.

Um ensaio clínico realizado na China envolveu 199 participantes, 99 dos quais foram tratados com IPs para o VIH, enquanto 100 receberam cuidados padrão. Os resultados deste estudo mostram que os IP para o VIH não oferecem qualquer vantagem no tratamento de doentes com COVID-19. Além disso, os efeitos adversos observados levaram à interrupção prematura do tratamento em 13 pacientes. Embora este resultado seja dececionante, é consistente com as diferenças estruturais e funcionais entre as proteases do VIH e as do SARS-CoV-2.

Um outro medicamento anti-protease utilizado no tratamento do VIH, o darunavir, está atualmente a ser submetido a numerosos ensaios clínicos, embora um estudo realizado pelo seu fabricante não tenha demonstrado uma eficácia significativa in vitro.

6.1.2 Inibição da síntese do ARN viral

Para compreender o funcionamento das proteases virais, é importante conhecer a sua sequência de aminoácidos e também a sua forma 3D. Isto ajuda a identificar exatamente onde a enzima funciona, que é o alvo dos medicamentos que a podem bloquear. Os coronavírus têm dois tipos de proteínas. A forma cristalina da principal enzima do SARS-CoV-2, denominada 3CL pro (que é uma protease do tipo 3C), foi recentemente publicada. A sua sequência proteica é 96% semelhante à das outras.

A inibição da produção de material genético viral tem sido utilizada com sucesso no tratamento de vários vírus. Para o SARS-CoV-2, vários medicamentos parecem ser boas opções. O Favipiravir, um medicamento que actua bloqueando uma enzima que o vírus utiliza, demonstrou combater o SARS-CoV-2 em laboratório.

Do mesmo modo, o remdesivir, que é um pró-fármaco convertido num fármaco semelhante aos nucleósidos, impede a reprodução do vírus SARS-CoV-1 em ratinhos e bloqueia também o SARS-CoV-2 em testes laboratoriais. No entanto, os resultados dos testes clínicos à covid-19 não permitem tirar conclusões claras. Por último, a ribavirina, que se assemelha a uma substância chamada guanina, bloqueia uma enzima (RNA polimerase) em vários vírus RNA. No entanto, a sua eficácia em laboratório contra o SARS-CoV-2 é limitada.

6.1.3 Inibição da entrada do SARS-CoV-2 na célula:

O vírus SARS-CoV-2 entra nas células pulmonares ligando-se a uma proteína chamada ACE2 e utilizando uma enzima chamada TMPRSS2. Estão a ser estudados diferentes métodos para evitar que o vírus entre nas células humanas.

- **Inibidor de TMPRSS2**

A protease TMPRSS2 encontra-se na membrana plasmática, onde exerce a sua atividade a um pH neutro, enquanto a catepsina L funciona nos endolisossomas, a um pH muito ácido.

Os inibidores da serina protease, como o nafamostat e o camostat, estão atualmente a ser avaliados quanto à sua capacidade de inibir o TMPRSS2 no tratamento da covid-19.

Verificou-se que a adição de um produto químico para equilibrar o pH dos endossomas, como a cloroquina, ou a utilização de um bloqueador de catepsina, impediu a infeção apenas em células sem TMPRSS2. Além disso, a utilização de um bloqueador de TMPRSS2 em células que produzem esta protease tornou-as resistentes à infeção, mesmo com a presença de catepsina L. Estas observações mostram que, quando a TMPRSS2 é bloqueada na superfície celular, a catepsina L nos endolisossomas não consegue ativar as partículas do vírus SARS-CoV-2. Isto sugere que o TMPRSS2 pode orientar estes vírus para uma via específica, diferente da utilizada pela catepsina L.

- **Umifenovir (Arbidol):**

Actua inibindo a fusão do vírus com a membrana celular. Esta molécula demonstrou eficácia in vitro contra o SARS-CoV-1. Amplamente utilizado na China, o arbidol é atualmente objeto de vários ensaios clínicos.

- **Clorpromazina :**

É um medicamento utilizado para tratar certos problemas de saúde mental. É frequentemente utilizado para ajudar pessoas que sofrem de alterações de humor graves ou esquizofrenia.

Em 2014, de Wilde e colegas mostraram em laboratório que a clorpromazina, um medicamento antipsicótico descoberto em 1951, podia travar a reprodução dos vírus SARS-CoV-1 e MERS-CoV. Este efeito parece estar ligado ao bloqueio de um tipo de entrada viral dependente da clatrina. Está atualmente em curso um ensaio clínico para testar a sua utilização como tratamento.

- **Cloroquina e hidroxicloroquina**

Os tratamentos inicialmente destinados a outras doenças foram avaliados como parte da covid-19, incluindo a cloroquina, prescrita para a malária, e a hidroxicloroquina, utilizada para tratar doenças reumáticas como a artrite reumatoide e o lúpus eritematoso sistémico.

Ensaios clínicos recentes realizados em vários laboratórios, bem como pesquisas em culturas de células, indicam que um medicamento desenvolvido há setenta anos para tratar a malária, a cloroquina, poderia ter uma eficácia terapêutica promissora contra a covid-19.

A hidroxicloroquina (HCQ) tem várias formas de atuação, como a alteração da acidez no interior dos lisossomas, o bloqueio da endocitose, a libertação de exossomas e a ajuda à fusão dos fagolisossomas nas células hospedeiras. Um ou vários destes meios poderiam ajudar a combater esta infeção viral e a reduzir o número de mortes a ela associadas.

No entanto, vários estudos recentes puseram em causa a utilidade da HCQ, sobretudo devido aos seus efeitos nefastos para o coração, especialmente quando tomada com azitromicina. Além disso, a eficácia da CQ e da HCQ no tratamento ou na prevenção da covid-19 é atualmente muito duvidosa.

6.1.4 Outras estratégias antivirais

- **Interferões de tipo I (INF-I)**

Os interferões de tipo I (IFN) são pequenas proteínas sintetizadas naturalmente pelo organismo em resposta a uma infeção viral. Fazem parte da família das citocinas.

A produção de IFN-1 pode causar problemas, quer seja demasiado baixa ou demasiado alta. De facto, níveis demasiado elevados de IFN-1 devido ao SARS-CoV-2 estão associados a mais inflamação, o que pode ter efeitos negativos na saúde. Por isso, pode valer a pena considerar tratamentos como os interferões de tipo 1 para controlar a inflamação que não pode ser controlada.

As primeiras experiências realizadas no âmbito do projeto TIMING indicam que a administração precoce de interferão de tipo I reduz a carga viral e atenua os sintomas da covid-19. Por outro lado, a administração tardia não parece influenciar a carga viral ou a evolução clínica da doença.

- Colchicina

A colchicina é um tratamento utilizado há muitos anos para a artrite microcristalina, como a gota, bem como para a doença periódica, a doença de Behçet e a pericardite aguda de origem idiopática.

A colchicina pode ser interessante devido aos seus efeitos inibitórios no recrutamento e adesão de neutrófilos, bem como na via do NFkB.

- **Corticosteróides :**

Os corticosteróides são medicamentos essenciais para os doentes que sofrem de formas graves ou críticas de covid-19. Devem ser utilizados em conjunto com outros tratamentos padrão, como a oxigenoterapia e vários medicamentos atualmente utilizados para a covid-19.
É importante notar que não devem ser prescritos a doentes com covid-19 não grave. Em certas situações excepcionais, a sua administração pode mesmo ser prejudicial para a saúde destes indivíduos.

- **Imunoglobulinas hiperimunes :**

As imunoglobulinas hiperimunes (HIIGs) contêm anticorpos policlonais, que podem ser preparados a partir de grandes volumes de plasma de convalescentes ou obtidos por imunização a partir de fontes animais. Estão a ser investigadas como um potencial tratamento para o coronavírus 2019 (covid-19).

- **Azitromicina :**

Os antibióticos são medicamentos comuns e baratos utilizados para tratar infecções causadas por bactérias. No entanto, novos estudos laboratoriais mostraram que alguns deles podem abrandar a reprodução de certos vírus, incluindo o vírus SARS-CoV-2, que causa a covid-19. Em experiências laboratoriais, o antibiótico azitromicina demonstrou reduzir a atividade do vírus e a inflamação.
Este facto levou a que se investigasse se poderia ser um tratamento para a covid-19. É importante dispor de boas provas antes de administrar antibióticos para a covid-19. Utilizar estes medicamentos com demasiada frequência ou de forma incorrecta pode criar "resistência aos antibióticos", que altera os germes que causam infecções e torna os antibióticos inúteis.

- **O papel da terapia antibiótica**

De acordo com as recomendações do Conselho Superior de Saúde Pública francês:

- Quando existem bons argumentos epidemiológicos e clínicos de que a pneumonia é causada pelo SARS-CoV-2, não é necessário iniciar o tratamento com antibióticos antes de ter os resultados do teste para este vírus. Por outro lado, se estes argumentos não estiverem presentes, é aconselhável iniciar o tratamento com antibióticos enquanto se aguardam os resultados do teste, tal como sugerem as recomendações estabelecidas pela SPILF e pela AFSSAPS.
- Para um doente com uma infeção confirmada por SARS-CoV-2, não é necessário administrar ou continuar a administrar antibióticos, a menos que exista uma infeção bacteriana claramente identificada.

  O doente será monitorizado de acordo com os conselhos do Haut Conseil de la santé publique sobre a monitorização de doentes com Covid-19. Se tiverem sido administrados antibióticos enquanto se aguardam os resultados do SARS-CoV-2, estes devem ser descontinuados, a menos que tenha sido confirmada uma infeção bacteriana.

6.1.5 Recomendações para a Argélia:

De acordo com a instrução n.º 20/DGSSRH de 3 de agosto de 2021 relativa à atualização do comportamento terapêutico dos casos de covid-19 (Ministério da Saúde argelino):

A. Relativamente à associação terapêutica específica

- Hidroxicloroquina 200mg :

Um comprimido três vezes por dia durante dez dias, na ausência de contra-indicações, é utilizado exclusivamente em hospitais.

- Azitromicina CP 250mg :

500 mg no primeiro dia, seguidos de 250 mg por dia durante os quatro dias seguintes.

Esta combinação é indicada durante os primeiros sete dias da doença.

B. Tratamento com antibióticos

A antibioticoterapia não é sistemática e só está indicada na presença de indícios de superinfeção bacteriana, essencialmente de natureza respiratória (persistência da febre para além do 5° dia, reaparecimento da febre após apirexia, tosse com expetoração mucopurulenta, agravamento da PCR). Esta superinfeção bacteriana deve ser documentada ou fortemente suspeita (clínica, biológica, radiológica).

B.1. Terapia antibiótica recomendada

- Amoxicilina + ácido clavulânico 1g/125mg: 3g por dia durante 7 a 10 dias.
- Ciprofloxacina CP 500 mg: um comprimido de manhã e um comprimido à noite durante 10 dias Em caso de alergia aos beta-lactâmicos: macrólidos ou fluoroquinolonas.

Terapia antibiótica injetável para formas graves e ambientes hospitalares :

- Cefotaxima 500 mg injetável: 1g/8h durante 7 a 10 dias.

Ou

- Injeção de ciprofloxacina 200 mg: uma injeção de 200 mg por perfusão intravenosa durante 60 minutos, de 12 em 12 horas.

7. Prevenção :

Desde o início da pandemia, a aplicação de medidas sanitárias tem sido de extrema importância no contexto da prevenção. Para reduzir o número de novos casos, a combinação de medidas individuais e colectivas provou ser o método mais eficaz e rápido.

7.1 Medidas individuais :

As pessoas são aconselhadas a manter o espaço entre si. Devem evitar juntar-se e manter uma distância de dois metros (seis pés) dos outros em locais públicos.

As pessoas devem evitar aproximar-se de pessoas doentes, especialmente se estas estiverem a usar uma máscara.

É aconselhável usar uma máscara bem ajustada quando não for possível manter a distância física e em áreas pouco ventiladas.

Também é aconselhável lavar as mãos regularmente com gel hidroalcoólico ou sabão e água. A utilização de um desinfetante para as mãos com pelo menos 60% de álcool é uma boa opção.

Um estudo demonstrou que amostras de muco contendo SARS-CoV-2, aplicadas na pele humana recolhida durante uma autópsia, podiam permanecer activas na pele durante cerca de nove horas. No entanto, o vírus foi completamente destruído em 15 segundos quando exposto a álcool a 80%.

Se tossir ou espirrar, cubra a boca e o nariz com o cotovelo ou um lenço. Deite fora imediatamente os lenços de papel usados e lave as mãos regularmente.

7.2 Medidas colectivas:

Recomenda-se aos indivíduos que adoptem uma distância social ou física, tanto no interior como no exterior, embora a distância ideal permaneça indeterminada; nos Estados Unidos, o CDC recomenda uma

distância mínima de dois metros, enquanto a OMS sugere uma distância de pelo menos um metro.
As pessoas devem cumprir as diretrizes de confinamento e quarentena se forem portadoras suspeitas ou confirmadas da infeção por covid-19.

7.3 Vacinação :

As vacinas contra a Covid-19 protegem contra a doença causada pelo vírus SARS-CoV-2. A vacinação é a melhor forma de evitar doenças graves e a morte causadas por esta infeção. Entre janeiro de 2021 e abril de 2022, quando a variante Omicron foi mais prevalente, as pessoas não vacinadas foram hospitalizadas 10,5 vezes mais frequentemente. Para as pessoas que receberam a vacina mas não receberam uma dose de reforço, a taxa de hospitalização foi 2,5 vezes superior à das pessoas que receberam uma dose de reforço.
Muitos países lançaram campanhas de vacinação centradas nos grupos mais vulneráveis, como os idosos ou as pessoas com elevado risco de exposição. No início de agosto de 2021, cerca de 9 mil milhões de doses da vacina contra a COVID-19 tinham sido distribuídas em todo o mundo.

8. Antecedentes do estudo :

Este trabalho foi realizado no hospital universitário público de Batna (EPH Batna), que tem uma capacidade de 120 camas. Desde o início da pandemia de covid-19, esta unidade de saúde está reservada exclusivamente a doentes infectados com SARS - CoV 2 .
O EPH Batna está dividido em duas unidades Covid-19: uma unidade hospitalar masculina no primeiro andar e uma unidade hospitalar

feminina no segundo andar. Emprega 187 profissionais, incluindo 52 médicos, 123 paramédicos e 12 técnicos de superfície.

9. Doentes e métodos:

Este é um estudo analítico transversal que envolveu todo o pessoal de saúde que trabalha nas unidades de covid-19 do hospital de Batna desde que o primeiro caso foi notificado em Batna, ou seja, durante um período de abril de 2020 a setembro de 2021.

Realizámos um estudo epidemiológico aprofundado sobre a prevalência da infeção por covid-19 na EPH Batna, numa população especial com elevado risco de contaminação por SARS - CoV 2. Uma das vantagens deste estudo é o facto de fornecer uma imagem real dos vários factores de risco para a infeção por covid-19, bem como avaliar o impacto desta pandemia nos profissionais de saúde.

Neste estudo, os profissionais de saúde partilhavam o mesmo local de trabalho, pelo que estavam expostos aos mesmos factores de risco e às mesmas condições de trabalho, nomeadamente a disponibilidade de meios e equipamentos de proteção durante o trabalho, e tinham a mesma carga horária. Além disso, desde o início da pandemia, este pessoal beneficiou de acções de formação e de sensibilização sobre os diferentes riscos de contágio e as medidas de prevenção.

O diagnóstico de infeção por covid-19 foi feito com base numa PCR positiva ou num teste de antigénio positivo e/ou em dados de imagiologia torácica favoráveis à pneumonia por covid-19. Excluímos o pessoal que não esteve em contacto direto com um doente suspeito ou positivo. Foi preenchido um questionário anónimo normalizado para todo o pessoal.

A contaminação ocupacional é incriminada apenas no caso de quem não teve contacto com um caso de covid-19 fora do hospital, entre as pessoas próximas do cuidador, seja um familiar, um vizinho, um amigo,......etc.

Com base nestes dados, foi elaborado um questionário baseado em todos os factores de risco de transmissão do SARS-COV 2 habitualmente descritos para a infeção por covid-19, a fim de estimar os vários factores de risco e os possíveis modos de transmissão no ambiente de cuidados de saúde.

Foram recolhidos dados demográficos, ocupacionais, epidemiológicos, história clínica, factores de co-morbilidade, dados clínicos, biológicos e radiológicos. Estes dados abrangeram ainda as circunstâncias de exposição e a fonte de aquisição da covid-19, a presença de um caso positivo de covid-19 no círculo próximo do doente e, por fim, a disponibilidade ou não de meios de proteção, com avaliação do grau de aplicação das medidas de proteção no trabalho. Foram também recolhidos dados sobre a taxa de profissionais de saúde totalmente vacinados à data de inclusão no estudo.

Estes dados foram também recolhidos por telefone para alguns membros do pessoal. Os dados foram recolhidos através de um questionário pré-estabelecido. Os participantes no inquérito foram informados do objetivo do inquérito e das razões que o motivaram.

Análise estatística

Para a análise estatística foi utilizado o Statistical Package for Social Sciences (SPSS) versão 22. Foram estudados os factores de risco de contaminação por SARS-COV 2, em análise univariada e depois multivariada através de regressão logística multivariada. Apenas as variáveis com um nível de significância inferior a 0,20 na análise univariada (P < 0,2) foram incluídas nesta regressão logística. O nível de significância estatística foi fixado em 0,05 (P < 0,05).

10. Resultados :

Inscrevemos 151 profissionais de saúde, com uma média de idades de 33,9 anos (20-57) e um rácio de sexos de 0,23. Oitenta e cinco profissionais de saúde testaram positivo para a covid-19, o que representa uma taxa de prevalência de 56,3%. Oitenta e cinco profissionais de saúde testaram positivo para a covid-19, o que representa uma prevalência de 56,3%. Estes incluíam 18 homens (21,2%) e 67 mulheres (78,8%), com uma idade média de 33,8 ± 67,7 anos. Incluíam 31 médicos, 52 paramédicos e 2 técnicos de superfície. 63,5% dos pacientes foram contaminados em 2020, em comparação com 36,5% em 2021.

A maioria dos pacientes positivos eram mulheres (78,8%). A prevalência da infeção por covid-19 foi menor nas mulheres (54,9%) do que nos homens (62,1%). O pessoal paramédico foi o mais afetado (61,2%), com uma prevalência de infeção por covid-19 de 57,1%. Em contrapartida, 59,6% dos médicos e 25% das técnicas de superfície do sexo feminino estavam infectados. A reinfeção por Covid-19 entre o nosso pessoal de saúde foi registada em 13 pessoas.

A noção de contacto com um familiar Covid foi encontrada em 43,5% (n = 37) dos doentes. Por outro lado, a percentagem de casos adquiridos no hospital foi estimada em 56,5%, dos quais 12,9% (n = 11) dos casos não respeitaram a regra de distanciamento com os seus colegas que foram posteriormente considerados positivos para a Covid-19 (Figura 1). 45,9% dos profissionais de saúde infectados tinham sido vacinados.

Foi observada uma diferença significativa na análise univariada entre uma infeção por covid-19 e a noção de contacto com um caso familiar (OR: 11,94(3,98 - 35,83); P < 0,001) ou um colega positivo (OR: 4,75 (1,01 - 22,26); P a 0,031), não adesão ao distanciamento (OR: 2,25 (1,15 - 4,42); P a 0,016) e não adesão ao uso de máscara (OR: 10,68 (1,35 - 84,43); P a 0,006). Em contraste, a não adesão à vacinação (OR: 1,17 (0,61 - 2,24); P = 0,61), a não adesão à lavagem das mãos (OR: 6,75 (0,82-55,41); P = 0,052) e a fricção hidroalcoólica (FHA) (OR: 1,25 (0,63 - 2,49); P = 0,518) não foram factores de risco para a infeção.

Na análise multivariada verificou-se que a infeção por covid-19 esteve associada apenas à noção de contacto com um caso familiar (OR: 18,17 (5,55 - 59,43); P < 0,001) e ao não cumprimento do distanciamento (OR: 2,75 (1,16 - 6,47); P a 0,021) (Tabela 1).

13 doentes tinham co-morbilidades como diabetes, hipertensão, asma, obesidade e gravidez em 0,7%, 1,3%, 2%, 2,6% e 2,6% dos doentes, respetivamente.

O tempo médio para o diagnóstico da infeção por covid-19 foi de 3,6 dias [1-9 dias]. Um segundo episódio de infeção por covid-19 foi observado em 13 (15,3%) pacientes, com um tempo médio entre os dois episódios de 10,3 meses (3-14 meses).

Foram observados sinais clínicos em 92,9% dos casos (n: 79), enquanto 6 pessoas (7,1%) não apresentavam quaisquer sintomas. Os sintomas clínicos foram dominados pela astenia em 71 casos (83,5%) e pela febre em 53 casos (62,4%). Apenas duas pessoas apresentaram uma forma grave (uma asmática e a outra com um IMC > 30), necessitando de oxigenoterapia com uma média de 6 a 15 L. Nªo houve registro de óbitos.

Um segundo episódio de infeção por covid-19 foi observado em 13 pacientes, com um atraso médio de 10,3 meses entre os dois episódios.

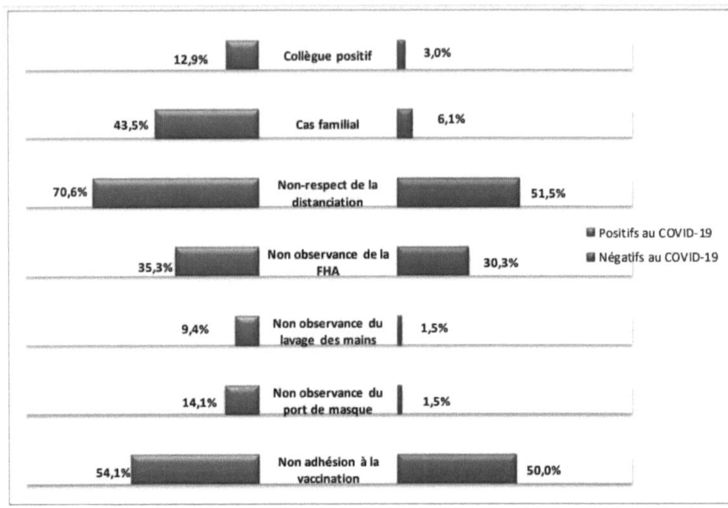

Figura 1: Distribuição dos factores de risco na população estudada

Quadro 1: Factores de risco para a infeção por SARS-CoV2 em análise univariada e multivariada

	Analyse univariée			Analyse multivariée		
Facteurs	Odds ratio	IC95%	P	Odds ratio	IC95%	P
COVID familial	11,94	3,98 – 35,83	<0,001	18,17	5,55-59,43	<0,001
Collègue positif	4,75	1,01-22,26	0,031			
Pas de distanciation	2,25	1,15 – 4,42	0,016	2,75	1,16 – 6,47	0,021
Masque occasionnel	10,68	1,35 – 84,43	0,014			
Non observance du Lavage des mains	6,75	0,82-55,41	0,052			
Non Observance de la Friction H-A	1,25	0,63 – 2,49	0,518			
Non adhésion à la Vaccination	1,17	0,61-2,24	0,610			

Tabela 02: Caraterísticas epidemiológicas e clínicas dos pacientes

	Effectifs (n)	Pourcentage (%)
Vaccin Sars-Cov2	39	45,9
Deux épisodes Covid-19	13	15,3
Toux	53	62,4
Asthénie	71	83,5
Fièvre	53	62,4
Dyspnée	33	38,8
TDM thoracique	39	45,9
PCR	68	80
Test antigénique	19	22,4
Infection Covid après vaccination	8	9,4

Não foram registadas mortes. A maioria dos doentes teve uma evolução favorável. Por outro lado, a covid-19 longa foi observada em 15 doentes, com persistência de alguns sinais clínicos, nomeadamente dispneia de esforço (7,1%), astenia (4,7%) e anosmia (5,9%).

O tempo médio de ausência ao trabalho foi de 16,9 dias (10 a 40 dias). No total, foram perdidos 1 439 dias de absentismo durante a pandemia. Dos 156 profissionais de saúde inquiridos, 77 (49,4%) tinham sido vacinados. As 60 mulheres e os 17 homens tinham uma idade média de 37,9 ± 12,1 anos (22-68). 42,9% dos profissionais de saúde vacinados eram paramédicos, 48,1% médicos e 9% empregadas domésticas.

53,2% foram vacinados com a vacina sputnik, 11,7% com a vacina sinopharm e 35,1% com a vacina sinovac. 79 (50,6%) pessoas recusaram ser vacinadas contra a SRA-CoV 2. As principais razões para a recusa da vacinação foram o medo dos efeitos secundários, particularmente os efeitos a longo prazo (n=51), a idade jovem (n=15), a imunidade anti-covid já adquirida (n=8) e contra-indicações, incluindo a amamentação (n=5).

Na nossa série, apenas 11% dos profissionais registaram efeitos adversos. Os efeitos secundários mais frequentes foram sintomas gripais, febre e astenia.

Do pessoal de enfermagem vacinado, 8 foram infectados após a vacinação, com um atraso médio de 5 meses. Apresentavam uma forma mínima a moderada da doença. Não foram registados casos graves ou mortes.

11. Discussão:

Desde o início da pandemia de covid-19, os profissionais de saúde têm estado na linha da frente e representam a categoria mais exposta ao risco de contaminação pelo SARS - CoV2. Muitos deles foram contaminados por este novo vírus, e outros perderam-se. Até ao final de março de 2020, oitenta e oito prestadores de cuidados tinham morrido devido à infeção por covid-19 em todo o mundo.

O SARS-CoV-19 nos profissionais de saúde é um verdadeiro desafio e um verdadeiro problema de saúde. Os profissionais de saúde infectados com o SARS-CoV-2 podem infetar não só os seus familiares e amigos, mas também os seus colegas e os doentes da enfermaria. Este facto pode estar na origem da considerável falta de profissionais de saúde necessários para tratar os doentes infectados por este vírus. Este absentismo terá, por conseguinte, um impacto no bom funcionamento do sistema de saúde da Covid-19.

Vários estudos epidemiológicos avaliaram a prevalência da infeção por covid-19 entre os profissionais de saúde. Em abril de 2020, a Região Europeia da OMS comunicou que, dos 339 657 doentes infectados com SARS-CoV-2, 16,11% eram profissionais de saúde [3]. Um estudo efectuado na China revelou uma incidência de covid-19 entre os prestadores de cuidados de 3,8%. Guan et al mostraram que dos 1099 doentes que testaram positivo para o SARS-CoV-2, 38 eram profissionais de saúde.
Noutro estudo tunisino realizado em dezembro de 2020, 14,4% dos 430 profissionais de saúde estavam infectados com o SARS-CoV-2 .

No entanto, na nossa série, a prevalência da infeção por covid-19 entre os profissionais de saúde foi muito elevada, atingindo um nível muito preocupante. 56,3% dos profissionais de saúde testaram positivo para a covid-19 desde o início da pandemia no nosso estabelecimento.
Esta elevada prevalência na nossa população de estudo poderá estar relacionada com um possível incumprimento das medidas de proteção e com o facto de existirem casos de covid-19 no círculo próximo dos cuidadores.
No nosso estudo, verificámos que os profissionais de saúde que tiveram contacto com um caso familiar de covid-19 tinham 18 vezes mais probabilidades de serem infectados com SARS-CoV2 do que os outros. No entanto, este risco aumentava 2,75 vezes se não conseguissem manter a distância dos colegas que posteriormente se revelaram positivos para a covid-19.
Os profissionais de saúde são a categoria mais suscetível de ser contaminada. É fundamental manter os profissionais de saúde com co-morbilidades afastados do vírus, a fim de reduzir a morbilidade e a mortalidade a ele associadas.

Na ausência de uma cura para a infeção por SARS-CoV2, o cumprimento rigoroso das medidas de barreira e a vacinação continuam a ser os únicos meios de combater esta pandemia.
Até à data, cerca de metade dos trabalhadores do sector da saúde ainda não foram vacinados, razão pela qual temos de fazer um esforço contínuo para os sensibilizar, uma vez que esta é a categoria mais suscetível de ser contaminada.

Na nossa série, apenas 11% dos profissionais apresentaram reacções adversas. Em contraste, num estudo com 1878 adultos nos Emirados Árabes Unidos, 64,8% relataram eventos adversos após a vacinação com covid-19. Os principais eventos adversos relatados pelas pessoas vacinadas contra a covid-19 neste último estudo foram: dor no local da injeção (47%), fadiga e sonolência (28,2%), dores articulares e musculares (23,1%), dor de cabeça (17,7%) e febre (14,4%). Num outro estudo realizado na Arábia Saudita, a maioria das reacções adversas foram síndrome gripal, com febre, arrepios, cefaleias, fadiga e mialgia. No nosso estudo, os eventos adversos mais comuns foram febre (8,6%) e síndroma gripal (5,4%).

No nosso estudo, os motivos de recusa foram o receio de efeitos secundários, nomeadamente a longo prazo. Num estudo realizado em Marrocos, o motivo da vacinação contra a covid-19 foi a proteção pessoal e familiar. Por outro lado, a principal razão para a não aceitação da vacinação foi a falta de informação e o medo de efeitos adversos.

Apesar das acções regulares de formação e sensibilização do nosso pessoal de saúde, o risco de contaminação persiste. Este facto tem repercussões na qualidade da resposta a esta pandemia, tendo em conta os níveis preocupantes de absentismo.

12. Conclusão:

Os profissionais de saúde são considerados uma população de alto risco de contaminação por covid-19. Para além da exposição profissional, a contaminação fora do hospital continua a ser uma possibilidade que não deve ser negligenciada. A aplicação rigorosa de medidas de proteção e a vacinação continuam a ser uma necessidade para proteger os nossos profissionais de saúde.

13. Referências :

1. Helmy YA, Fawzy M, Elaswad A, Sobieh A, Kenney SP, Shehata AA. A pandemia COVID-19: uma revisão abrangente de taxonomia, genética, epidemiologia, diagnóstico, tratamento e controle. J Clin Med. 24 de abril de 2020; 9(4):E1225.

2. Backer, J.A., D. Klinkenberg e J. Wallinga, Período de incubação das novas infecções por coronavírus de 2019 (2019-nCoV) entre viajantes de Wuhan, China, 20-28 de janeiro de 2020. Euro Surveill, 2020. 25(5).

3. Güemes-Villahoz N, Burgos-Blasco B, Arribi-Vilela A, Arriola-Villalobos P, Vidal-Villegas B, Mendez-Fernandez R, et al. Deteção de RNA SARS-CoV-2 em lágrimas e secreções conjuntivais de pacientes com conjuntivite COVID-19. J Infect. Sept 2020;81(3):452- 82.

4. Van Doremalen N, Bushmaker T, Morris DH, Holbrook MG, Gamble A, Williamson B.N. Aerossol e estabilidade de superfície do SARS-CoV-2 em comparação com o SARS-CoV-1. N Engl J Med. 2020, 382(16), pp.1564-1567.

5. Larhlid M, Manar N, Laraqui S, Laraqui O, Deschamps F, Hossini CEHL. Aceitabilidade da vacinação anti-covid -19 pelos profissionais de saúde (HCWs). Saf Health Work. Jan 2022;13:S176.

6. OMS: Relatório de situação sobre o surto de COVID-19 na Argélia. 10 de janeiro de 2022. [Consultéle13/07/2022].1(1):[7pages].Disponible sur : http://www.afro.who.int/sites/default/files/2022-01/Sitrep%20650_10012022.pdf.

7. Fronteiras | Efeitos colaterais da vacina após a vacinação COVID-19 entre os residentes dos Emirados Árabes Unidos - um estudo observacional [Internet]. [Citado em 27 de julho de 2022]. Disponível em: https://www.frontiersin.org/articles/10.3389/fpubh.2022.876336/full.

8. Coronavírus: parecer da Academia Nacional de Medicina francesa. Covid-19: que amostras para que testes? Bull Acad Natl Me 205 (2021) 435 - 438.

9. Ek, P., et al, Uma combinação de esfregaços nasais e orofaríngeos melhora o rendimento do diagnóstico de vírus respiratórios em pacientes adultos do departamento de emergência. Infect Dis (Lond), 2019. 51(4): p. 241-248.

10. Ahsan W, Syed NK, Alsraeya AA, Alhazmi HA, Najmi A, Bratty MA, et al. Inquérito pós-vacinação para monitorizar os efeitos secundários associados às vacinas COVID-19 entre os profissionais de saúde da província de Jazan, Arábia Saudita. Saudi Med J. Dec 2021;42(12):1341-52.

11. Lodé B, Jalaber C, Orcel T, Morcet-Delattre T, Crespin N, Voisin S, et al. Imagiologia da pneumonia COVID-19. J Imag Diagn Interv. setembro de 2020;3(4):249-58.

12. Xiong Y, Sun D, Liu Y, Fan Y, Zhao L, Li X, et al. Caraterísticas clínicas e de TC de alta resolução da infeção por COVID-19: comparação das alterações iniciais e de acompanhamento. Invest Radiol. 2020;10.1097/RLI.0000000000000674.

13. Hantz S. Diagnóstico biológico da infeção por Sars-CoV-2: estratégias e interpretação dos resultados. Rev Francoph Lab. 2020 Nov;2020(526):48-56. Francês. doi: 10.1016/S1773-035X(20)30313-0. Epub 2020 Oct 31. PMID: 33163104; PMCID: PMC7604167.

14. Zou, L., et al, SARS-CoV-2 Viral Load in Upper Respiratory Specimens of Infected Patients (Carga viral do SARS-CoV-2 em espécimes respiratórios superiores de doentes infectados). N Engl J Med, 2020. 382(12): p. 1177-1179.

15. Li K, Wu J, Wu F, Guo D, Chen L, Fang Z, et al. As caraterísticas clínicas e de TC de tórax associadas à pneumonia grave e crítica por COVID-19. Invest Radiol. 2020;10.1097/RLI.0000000000000672.

16. Mossa-Basha M, Meltzer CC, Kim DC, Tuite MJ, Kolli KP, Tan BS. Preparação do Departamento de Radiologia para COVID-19: Painel de Revisão de Especialistas Científicos em Radiologia. Radiologia. agosto de 2020;296(2):E106- 12.

17. Annie Ladoux, Stéphane Azoulay, Christian Dani Visando a principal protease do SARS-CoV-2 para produzir um medicamento eficaz contra este coronavírus. Med Sci (Paris) 2020; 36: 555-558.

18. Yang R, Li X, Liu H, Zhen Y, Zhang X, Xiong Q, et al. Pontuação de gravidade da TC de tórax: uma ferramenta de imagem para avaliar COVID-19 grave. Radiol Cardiothorac Imaging. abril de 2020;2(2):e200047.

19. Lambert-Niclot S, Cuffel A, Le Pape S, Vauloup-Fellous C, Morand-Joubert L, Roque- Afonso A-M, et al. Evaluation of a Rapid Diagnostic Assay for Detection of SARS-CoV-2 Antigen in Nasopharyngeal Swabs. J Clin Microbiol [Internet]. 23 jul 2020; 58(8).

20. S. Ben Hmida, I. Bougharriou et al. Superinfeção bacteriana em pacientes hospitalizados com COVID-19. 2021 agosto; 51 (5): S67. DOI: 10.1016/j.idnow.2021.06.143.

21. B. Lodé, C. Jalaber, et al. Imagiologia da pneumonia por COVID-19. Jornal D'Imagerie Diagnostique et Interventionnelle. setembro de 2020; 3(4): 249-258. DOI: 10.1016/j.jidi.2020.04.011.

22. Catho Gaud, Sogaard Kirstine K et al. COVID-19 e infecções bacterianas: "Conhecimentos actuais sobre a utilização de antibióticos". Forum Med Suisse. 2020 ;20(4748) :695-700. DOI : https://doi.org/10.4414/fms.2020.08634.

23. Bakaletz LO. Co-infecções virais-bacterianas no trato respiratório. Curr Opin Microbiol. Fev. 2017;35:30-5.

24. Instrução n°20/DGSSRH de 3 de agosto de 2021 relativa à atualização do comportamento terapêutico dos casos de COVID-19 (Ministério da Saúde argelino). Instrução sobre o coronavírus covid-19. Disponível em: https://www.sante.gov.dz/.

25. Coinfecções bacterianas na doença de coronavírus 2019 - PubMed [Internet]. [cited 12 June 2022]. Disponível em: https://pubmed.ncbi.nlm.nih.gov/33934980/.

26. Ahsan W, Syed NK, Alsraeya AA, Alhazmi HA, Najmi A, Bratty MA, et al. Inquérito pós-vacinação para monitorizar os efeitos secundários associados às vacinas COVID-19 entre os profissionais de saúde da província de Jazan, Arábia Saudita. Saudi Med J. Dec 2021;42(12):1341-52.

27. Ben Hmida. S, Bougharriou. I et al. Superinfeção bacteriana em pacientes hospitalizados com COVID-19. 2021 agosto; 51 (5): S67. DOI: 10.1016/j.idnow.2021.06.143

28. Pécheur È.-I., Polyak S.J. A droga antiviral sintética arbidol inibe os vírus patogénicos globalmente prevalecentes. Med Sci MS. 2016;32:1056-1059.

29. Hoffmann M, Kleine-Weber H, Schroeder S, Krüger N, Herrler T, Erichsen S, et al. SARS-CoV-2 Cell Entry Depends on ACE2 and TMPRSS2 and Is Blocked by a Clinically Proven Protease Inhibitor. Cell. 16 de abril de 2020;181(2):271-280.e8.

30. Dawei Wang, Bo Hu, Chang Hu, et al. Caraterísticas Clínicas de 138 Pacientes Hospitalizados com 2019 Nova Pneumonia Infetada por Coronavírus em Wuhan, China. JAMA. 2020;323(11):1061-1069.

31. Jian Xiao, Min Fang, Qiong Chen, Bixiu Hea. SARS, MERS e COVID-19 entre os profissionais de saúde: uma revisão narrativa. J Infect Public Health. Jun 2020;13(6):843-848.

32. OMS. Disponível em linha: http://www.euro.who.int/en/health-topics/health-emergencies/coronavirus-covid-19/weekly-surveillance-report [Acedido em 29 de abril de 2020].

33. Ei-jie Guan, Zheng-yi Ni, Yu Hu, Wen-hua Liang, Chun-quan Ou, Jian-xing He, et al. Caraterísticas clínicas da doença coronavírus 2019 na China. N Engl J Med. 2020; 382:1708-1720.

34. Chaouki Mrazguia, Haythem Aloui, Emira Fenina, Aymen Boujnah, Sonia Azzez, Amel Hammami. Infeção por COVID-19 entre o pessoal de saúde do Hospital Regional de Nabeul: epidemiologia e circunstâncias de transmissão. PAMJ One Health. 2021;4:11.

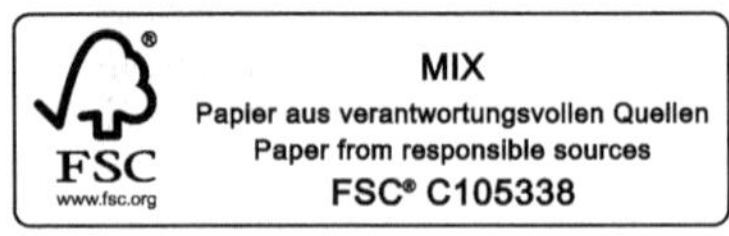

Printed by Books on Demand GmbH, Norderstedt / Germany